AVESNES.

ESSAI DE TOPOGRAPHIE MÉDICALE,

Par LEROY-DUPRÉ,

Docteur en médecine de la Faculté de Paris,

Chirurgien aide-major au 55e régiment de ligne.

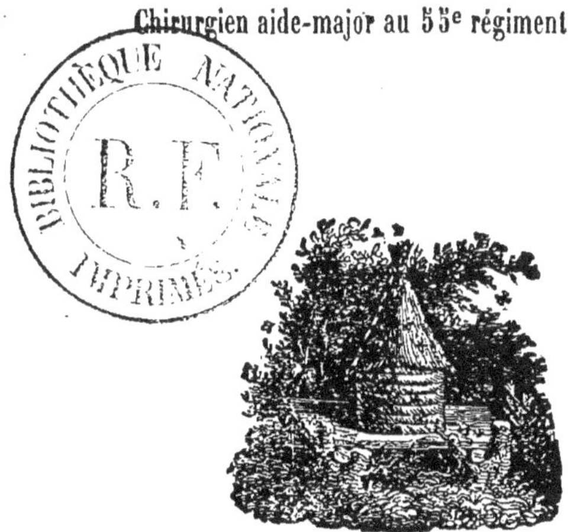

AVESNES,

TYPOGRAPHIE DE C. VIROUX, ÉDITEUR.

1849.

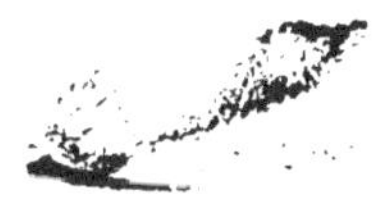

AVESNES.

ESSAI DE TOPOGRAPHIE MÉDICALE.

COUP-D'OEIL HISTORIQUE.

I.

Quand on parcourt l'histoire des siècles qui nous ont précédé, lorsqu'on médite attentivement sur cette période d'années, que les historiens sont convenus d'appeler le Moyen-Age, l'intérêt qui accompagne le lecteur dans ce dédale d'événements fait bientôt place à un sentiment de tristesse, et on se demande avec effroi, combien il a fallu de larmes et de malheurs pour arriver à ce que nous appelons aujourd'hui la régénération française, la liberté politique et religieuse ; cependant l'homme des sociétés modernes jouit dédaigneusement du bien-être qui l'environne de toutes parts, reste insensible aux progrès de la science et de la civilisation, et, comme au temps d'Horace, il maudit son siècle et applaudit le passé : *Lautador temporis acti*. Si l'on jette un coup-d'œil rapide sur le bonheur matériel des masses, il est facile de voir que l'homme a largement profité des découvertes sans nombre qui ont eu lieu, que la médecine, appuyée sur l'hygiène publique, a été pour beaucoup dans l'accroissement de la longévité humaine, et que si l'aisance n'est pas aussi complète qu'elle pourrait l'être, l'homme n'en doit accuser que ses passions et ses vices.

Nous nous plaisons à étudier les coutumes de la chevalerie, à entendre le récit des croisades, à relire les ouvrages scientifiques de l'antiquité, dépôt précieux échappé aux ravages du temps et de la barbarie par le zèle et la patience des moines. Nous admirons le style gothique des cathédrales qui semblent exhaler encore comme un parfum de poésie religieuse, et nous nous inquiétons fort peu du bonheur ou du désespoir de ceux qui invoquèrent Dieu sous leurs voûtes séculaires. Nous profitons des bienfaits que nos pères nous ont laissés, et notre cœur n'est pas ému par ce long cri de douleur et ces souffrances inouïes qui précédèrent le laborieux enfantement de notre époque. Les traditions s'effacent oubliées par les préoccupations du moment ; le Moyen-Age a disparu avec sa physionomie toute entière, il ne reste plus que les monuments religieux pour témoigner d'un temps qui n'est plus. La ville dont nous allons esquisser l'histoire ne présente elle-même, comme vestige des siècles passés, que quelques pierres de son Eglise, noircies par la flamme, et des restes de ruines féodales qu'un écrivain de nos jours a voulu tirer de l'oubli (*).

Au XIe siècle, un seigneur nommé Védéric-le-Barbu, construit une tour sur un rocher et y ajoute bientôt un château-fort pour se soustraire aux agressions de ses ennemis ; une église s'élève, et peu de temps après, un certain nombre de maisons viennent se grouper autour du pieux édifice comme pour lui demander protection : voilà l'image de la société au Moyen-Age, la féodalité, les gens d'Eglise et les manans. On donne à la ville le nom d'Advene, d'*advenire*, arriver, parce quelle sert de halte après une course assez longue à travers les campagnes marécageuses et les bouquets de bois qui l'environnent. Peu à peu la ville s'agrandit ; des fortifications plus importantes la protégent et elle devient une seigneurie de la province de Hainaut. C'était l'époque de la force et de l'insolence de la féodalité. Sur tous les points qui forment aujourd'hui le territoire français, on voyait s'élever des châteaux forts, qui s'opposaient comme autant de possessions indépendantes à la force morale de la royauté : cercle vicieux de petits intérêts, dans le quel tournait misérablement l'esprit guerroyant de l'époque. Une famille féodale qui peut servir de type est celle des sires de Coucy, qui avaient sous leur dépendance 150 villages, dont quelques-uns sont aujourd'hui des villes importantes. Tho-

(*) Isidore **Lebeau**, *Histoire d'Avesnes.*

mas de Marle, l'un des plus audacieux, soutint au xiie siècle, contre Louis-le-Gros, une lutte terrible; ses rapines et
ses brigandages en ont fait une des plus tristes célébrités du
Moyen-Age. Ce n'est que dans les siècles suivants que la
féodalité sauvage commence à disparaître pour faire place ,
une noblesse pleine d'élégance et de courtoisie. Les seigneurs d'Advene, témoins de ces transformations diverses
luttent contre leurs voisins et sont les auteurs ou les victimes
de spoliations sans nombre. Quelques-uns, comme Jacques,
vont donner en terre sainte l'exemple d'un trépas magna-
nime ou reviennent dans leur castel, raconter à leurs vas-
saux étonnés les prouesses des chevaliers des croisades et les
merveilles de l'Orient.

Vers la fin du quinzième siècle, le roi Louis XI commen-
çait contre la féodalité une lutte dans laquelle il risqua plus
d'une fois sa couronne et sa vie. Les Mémoires du temps
nous le montrent guerroyant contre Charles-le-Téméraire·
Louis XI, par *Gentille Industrie*, vint mettre le siège devant
Advene. Cette ville, prise par trahison, fut abandonnée à
la fureur des soldats qui commirent des atrocités inouïes; à
l'exception de huit maisons, d'un monastère et de l'hôpital
tout fut brûlé. « Ce piteux desroy fut faict par un mercredi
en suivant le jour saint Barnabé, au mois de juillet mille
quatre cent soixante-dix-sept (*). » Advene sortit de ses
ruines, de nouvelles maisons reparurent, et les désastres de
l'ancienne ville étaient presque oubliés lorsque les troupes de
Charles VIII, si célèbres au commencement des temps modernes, vinrent mettre le siège devant cette cité qui ne
comptait pas un demi-siècle d'existence, la prirent et la
brûlèrent; les habitants éperdus se réfugièrent dans les bois
pour revenir ensuite rebâtir leur ville. Il était dans la destinée d'Advene de revivre sans cesse malgré les coups de
ses ennemis. Chose étonnante! cette ville appelée un jour à
conquérir le repos et la tranquillité en appartenant à la
France, devait, à plusieurs reprises, tomber expirante sous
le fer et la flamme des Français. Vers le milieu du seizième
siècle, Charles-Quint fatigué du poids des grandeurs hu-
maines et voulant abandonner la couronne pour le froc de
moine, désira revoir une dernière fois ses possessions des
Pays-Bas. Il vint jusqu'à Advene accompagné de son fils,

(*) Chroniques de Jean MOLINET.

qui fut depuis Philippe II, et les habitants eurent l'insigne honneur d'offrir l'hospitalité à leur souverain. Délivrés des fléaux de la politique et de la guerre, les Advenois furent décimés par trois épidémies terribles, qui avaient pris naissance dans les marais environnants. Cependant le calme revint pendant un siècle encore, les habitants se livrèrent avec sécurité à la culture et à l'exploitation de leurs forêts. La bourgeoisie, devenue riche, prenait un rang dans la société; les mœurs féodales avaient disparu, le Moyen-Age était loin. Par sa position géographique et militaire, la ville d'Advene était exposée aux premières attaques des ennemis de l'Espagne; elle fut assiégée par les troupes d'Henry IV. L'artillerie du Béarnais battit en brèche les murs de la ville où avait résidé sa famille, et en entrant dans la place conquise, les soldats du roi de Navarre purent voir encore les ruines fumantes de la maison des seigneurs d'Albret. C'était dans ces lieux désolés que quelques temps plus tard, une femme, une reine infortunée fuyant la haine de Richelieu, devait demander une hospitalité passagère avant d'aller à Cologne mourir dans la misère et l'abandon. En 1659, le traité des Pyrénées est conclu, Avesnes, en appartenant à la France, va jouir'enfin du calme et de la paix. Le roi d'Espagne par l'entremise de Mazarin la cède à Louis XIV, qui la visite quelques années après. Les fortifications furent modifiées, nous les possédons encore aujourd'hui à peu près telles que nous les a léguées le génie de Vauban. Pendant l'espace de 150 ans Avesnes jouit d'une paix profonde, elle avait besoin d'oublier ses longs désastres. C'est au sein de ce bonheur paisible qu'elle vit s'écouler le XVIIIe siècle. Une dernière épreuve lui était pourtant réservée. En 1815 l'armée française traversa ses murs, la vieille garde allait mourir à Waterloo : sentinelle avancée de la France, c'est Avesnes qui entendit la première le long cri de désespoir de nos guerriers expirants! Une grande destinée venait de finir !.....

II. — LA VILLE MODERNE.

La ville d'Avesnes, place de 4e ordre, sous le 1er degré 77 minutes 37 secondes de longitude et le 55e degré 69 minutes 20 secondes de latitude du méridien de Paris, est assise sur un plateau de 150 mètres de hauteur au-dessus du

niveau de la mer ; elle est située à l'extrémité est du départ-
tement du Nord, à 20 kilomètres environ de la Belgique.
C'est le pays qui était habité dans l'ancienne Gaule par les
Nerviens. Les bois séculaires qui peuplaient autrefois ses
forêts ont entièrement disparu, quelques fragments pétri-
fiés indiquent que ces forêts étaient peuplées de chênes
d'une grosseur considérable ; il n'existe aujourd'hui que
deux petits bois situés à quelques kilomètres de la ville. Le
sol formé par les rochers des terrains de transition, présente
çà et là entre les déchirures de ses assises des gîtes contem-
porains de minerai de fer. Le seul cours d'eau est la rivière
de l'Helpe-Majeure, qui prend sa source près de la fron-
tière de Belgique , entre Trélon et Solre-le-Château , coule
à travers les plaines fertiles du pays et se glisse timidement
dans Avesnes, quelle traverse comme un ruisseau pour
aller se perdre dans la Sambre au-dessus de Berlaimont.
Les vents qui règnent le plus généralement sont ceux de
l'ouest et du nord-ouest. La moyenne du froid dans le dé-
partement du Nord est 8º, celle de la chaleur 17º. On compte
environ 160 jours de pluie dans le cours de l'année.

Considérée dans son ensemble, la ville d'Avesnes présente
une sorte d'amphithéâtre. Ses maisons adossées à une colline
grimpent les unes au-dessus des autres jusqu'au rocher sur
lequel était autrefois assise la forteresse des seigneurs féodaux.

Deux portes, distantes d'un kilomètre environ, donnent
entrée dans la ville ; pour aller de l'une à l'autre il faut sui-
vre une pente de 26 mètres. Deux grandes rues perpendicu-
culaires font communiquer la ville haute où résident la plupart
des fonctionnaires du gouvernement, avec la basse-ville, peu-
plée en grande partie par les artisans peu aisés et les indi-
gents. L'hôpital est placé à la partie inférieure ; des deux
casernes , l'une est à mi-côte, la seconde un peu plus élevée,
toutes deux à la partie ouest de la ville. L'Eglise, d'une archi-
tecture sans style et sans goût, occupe le point culminant
de la cité et domine le paysage.

L'air est vif et court facilement dans les rues largement
percées ; aussi l'humidité de l'atmosphère ne reste-t-elle pas
longtemps fixée au sol. Le Printemps est généralement assez
beau ; l'Été au contraire est pluvieux, moins éclairé par le
soleil ; par compensation la saison qui lui succède est fort
belle, et il n'est pas rare de voir les mois de septembre et
d'octobre aussi chauds, aussi purs que les plus beaux

jours de la Tourraine. En tout temps, il existe une grande
variation de température atmosphérique ; dans une seule
journée, le froid, la chaleur, la pluie et la gelée vous sur-
prennent brusquement. Cette climatologie aura pour conséquence nécessaire une manifestation pathologique toujours
la même sur la santé des habitants.

III. — STATISTIQUE.

Nous allons en peu de mots tracer quelques opérations de
statistique : en 1847, la population d'Avesnes se composait
de 2827 personnes civiles et de 407 militaires, soit 3234 individus. Sur ce nombre il y a eu 61 décès dans la population
civile et 6 dans la garnison, ce qui donne 1 décès sur 46
bourgeois et 1 sur 67 militaires (*). Cette différence énorme
ne doit plus étonner quand on songe que les militaires sont
des hommes de choix, qu'ils sont en outre dans l'âge le plus
robuste de la vie, et qu'ils ont échappé aux maladies qui
sévissent avec une si grande intensité dans les premières
années de l'enfance. D'ailleurs aucun ne meurt de vieillesse
dans le service actif ; et beaucoup d'habitants d'Avesnes, au
contraire, succombent aux affections et aux conséquences
même de la sénilité. Si on compare ces résultats avec ceux
d'une grande ville, la différence est bien remarquable. A
Paris, la mortalité est de 1 sur 37 pour la population civile.
Ces chiffres sont parfaitement en rapport avec l'état hygiénique des deux séjours. Dans la capitale, l'air atmosphérique est distribué d'une manière bien différente selon les
quartiers. En effet, si tous les habitants de Paris pouvaient
jouir du même espace d'air respirable, ils auraient chacun
43 mètre carrés d'air et d'espace, mais il existe une dispro-
portion énorme entre les habitants riches et les pauvres de
la grande ville ; les riches ont 190 mètres, les pauvres n'en
ont que 7. A Avesnes, rien de semblable. La superficie
étant de 206,000 mètres carrés, chaque habitant jouit de
plus de 63 mètres carrés d'air. Si vous parcourez la petite
ville qui est l'objet de ce travail, vous n'y trouverez pas de
fabriques ; l'encombrement n'existe nulle part, la pauvreté
même pour les moins heureux est encore supportable. Ici

(*) La mortalité dans notre pays est de 1 sur 47, elle était de 1
sur 25 en 1782. Ainsi la longévité humaine a presque doublé en
67 ans.

pas d'accumulation de marchandises, point d'aggrégation de toutes choses comme dans les grands centres. L'air des champs ne circule-t-il pas à tout instant dans chaque rue comme le fait le sang des artères dans le corps de l'homme pour aller porter partout la santé et la vie (*). En province (nous parlons des petites villes), les pauvres sont plus certains de faire naître la commisération publique, la grande misère y est connue de tout le monde, chacun est disposé à la secourir. La mendicité est interdite à Avesnes, et les habitants aisés se chargent, par un don annuel, d'aider l'infortune.

Dans les grandes villes, les morts violentes, accidentelles ou volontaires sont très-fréquentes, elles sont rares dans les petites. A Paris plus de 900 personnes périssent chaque année de mort violente. C'est une des tristes conséquences de la centralisation. Ce malheur n'arrive pas à Avesnes deux fois par année. Dans une petite ville les passions sont plus calmes, la vie est plus paisible et s'écoule dans une douce monotonie qui est peut-être le bonheur : de là moins de violence dans les sensations et les rapports sociaux, partant, moins de chance de destruction. La vie de province peut être quelquefois comparée à celle du cloître : elle n'est agitée que par des émotions peu vives ; le système nerveux n'est pas surexcité et on vit sans secousses pour vivre longtemps. Du reste, on craint peu la mort accidentelle qui résulte du mouvement immense de l'industrie commerciale, ou des aggressions des malfaiteurs. En province, le mouvement sous ce rapport est nul, les malfaiteurs moins nombreux; et après tout, mieux vaut un coup de langue qu'un coup de poignard ou une chute sous la roue d'une lourde voiture.

Sur les 67 personnes décédées pendant l'année 1847, douze ont succombé pendant le mois de janvier, une seule pendant la durée du mois de juillet. Les affections cérébrales sont celles qui ont tué le plus de monde, c'est-à-dire, douze personnes ou 1/6 environ, cette proportion est énorme; elle tient principalement à deux causes : la première, est la vieillesse des victimes qui sont emportées par une apoplexie ou un ramollissement cérébral, résultat incontestable de la désorganisation vitale; la seconde cause est l'abus des repas

(*) Ces conditions hygiéniques contribuent à rendre l'atmosphère d'Avesnes presque aussi pure que celle des campagnes. Résultat bien important, puisqu'il est constaté aujourd'hui que le séjour des villes diminue d'un sixième la durée de la vie.

copieux et beaucoup trop prolongés pendant lesquels une grande quantité de liqueurs fermentées de nature différente sont absorbées par les convives. Habitude des gens du Nord, qu'ils ont héritée de leurs pères et qu'ils transmettront à leurs enfants.

La phthisie pulmonaire prend une large part dans la mortalité : dix personnes ou près d'un septième. Le froid humide du pays et surtout les variations brusques de la température sont probablement les causes les plus puissantes de cette redoutable maladie. Cette fréquence est toutefois moins grande qu'à Paris où elle est de 1/5 sur la mortalité. Nous ne doutons pas qu'elle atteindrait ce chiffre à Avesnes, si la population jouissait de moins d'air et de soleil. En Algérie la mortalité des phthisiques est de 1 sur 70 chez les Arabes. D'où vient cette différence dans l'intensité et la fréquence de la phthisie pulmonaire? On l'a cherchée partout où elle n'est pas. On a pensé que la chaleur seule était un obstacle au développement de la phthisie; on a envoyé les malades à Nice où ils sont morts presque aussi vite qu'à Paris. Dans ces dernières années, un des médecins militaires les plus distingués, M. Boudin, a découvert la cause réelle de cette immunité. Il a prouvé que l'atmosphère marécageuse d'un pays empêchait et arrêtait le développement de la phthisie. Il a démontré que le miasme qui se dégage d'un marais était un antagoniste du tubercule pulmonaire, et que tous les pays marécageux ne présentaient pas de phthisiques ou fort peu.

Cette découverte a été depuis peu de temps appuyée par des recherches faites sur la mortalité dans la Sologne : il a été reconnu que la phthisie pulmonaire y est très-rare, seulement on a cherché dans les qualités du terrain et de l'eau du pays une immunité qui tient seulement à une atmosphère marécageuse. L'influence de la température chaude a presque toujours si peu d'importance qu'il meurt autant d'individus de la phthisie à Gibraltar qu'au Canada, à Naples qu'à Paris, et que des Espagnols malades vont en Hollande pour se guérir et guérissent.

La fièvre de marais est très-rare à Avesnes. On ne peut pas toujours, pendant les premiers mois d'une garnison, tirer des conclusions rigoureuses de l'influence du climat et de la localité sur la population militaire, car elle est trop flottante. Le soldat apporte quelquefois dans une ville l'explosion d'une maladie dont il a puisé le germe dans une

autre ville. En 1845, dans un seul trimestre, nous avons vu
à Lille 45 soldats atteints de fièvre paludéenne sur un chiffre
de 63 malades fournis par le 50e de ligne. Pourquoi une si
grande proportion dans la multiplicité de la même maladie?
Parce que le 50e de ligne, caserné l'année précédente à
Romainville, près Paris, avait absorbé des miasmes palu-
déens dont l'effet s'était manifesté d'une manière rapide chez
les uns, plus tardive chez d'autres, en raison du plus ou
moins de résistance organique. Le 55e de ligne, en garnison
à Lille à la même époque, ne fournissait point ou peu de
malades atteints de fièvre marécageuse.

Les décès de l'année 1847 se sont répartis de la manière
suivante :

Décès : garçons, 17	filles, 18	*Naissances* garçons, 32
hommes mariés, 5	femmes mariées, 8	filles, 18
veufs, 4	veuves, 15	
Total, 26	Total, 41	Total, 50

Différence, ... 17

Sur les 50 naissances, il y en a 9 d'illégitimes : c'est près
d'un cinquième. Ce chiffre est considérable ; la population
d'Avesnes étant de 3234 habitants, il accuse une naissance
hors la loi sur 359 individus. Dans les villes de France en
général, il existe une de ces naissances sur 161 habitants,
tandis que dans les campagnes il y a seulement un enfant
naturel sur 870 personnes.

Il existe à Paris une naissance illégitime sur 3. Eh bien !
la proportion de la petite ville nous afflige davantage. En
effet, un certain nombre de personnes s'éloignent momen-
tanément ou pour toujours, et vont cacher dans une grande
ville comme Paris ce qui leur eut été par trop honteux de
livrer à la médisance de leur voisinage habituel.

La différence entre les décès et les naissances a été de 17,
et la proportion étant la même chaque année, Avesnes per-
drait successivement tous ses habitants, moins 4, dans l'espace
de 190 ans.

Sans examiner les choses sous un aussi triste point de vue,
il est toutefois à remarquer que la population d'Avesnes,
loin de s'accroître, tend à diminuer tous les ans ; en 1842,
elle était de 3821 ; en 1846, de 3578 ou 243 de différence.

Il a été constaté qu'en 1782 le nombre des naissances,
dans la France entière, était à peu près le même que dans
ces dernières années ; « D'où il suit : que la fécondation de

› 24 millions et demi d'habitants était alors égale à celle de
» 35 millions d'aujourd'hui. On comptait à cette époque un
» nouveau né sur 25 personnes, tandis que de nos jours ce
» rapprochement est de 1 à 36. La reproduction humaine
» était presque moitié en sus plus grande qu'a présent.
» C'est la différence qui se trouve entre un peuple de pro-
» létaires et une nation dont les 2/3 jouissent des bienfaits
» de la propriété. Cette prodigieuse pullulation des nais-
» sances était constamment accompagnée d'une mortalité
» aussi grande, et il est bien évident qu'il en était fata-
» lement ainsi puisque, depuis les Valois jusqu'à Louis XIV,
» le nombre des habitants de la France ne s'augmenta
» qu'imperceptiblement par l'accroissement naturel, en de-
» hors de l'accroissement par accession de territoires (*).»

En 1848 il y a eu 79 décès à Avesnes. Les affections cérébrales prédominent encore, il y en a 12.

La phthisie pulmonaire fournit dix victimes, la fièvre ty-
phoïde deux seulement. Le mois d'avril est le plus meur-
trier, il accuse 12 décès ; puis le mois de janvier qui en
présente 10 ; le mois de juillet est celui qui en fournit le
moins : deux seulement. Les militaires perdent plus de
monde que l'année précédente, 11 décès dont 5 phthisies
pulmonaires, et les deux seules fièvres typhoïdes qui aient
donné des victimes au pays. Cette augmentation absolue
dans le personnel de la mort est due aux mouvements de
troupes fréquents, à la garnison plus considérable et peut-
être aux émotions morales douloureuses dont le soldat s'est
montré la victime résignée. La moyenne ayant été de 690
militaires pour la garnison d'Avesnes ; le chiffre de la mortalité est de 1 décès pour 63 hommes. Les naissances et
les décès envisagés d'une manière générale sont répartis de
la manière suivante :

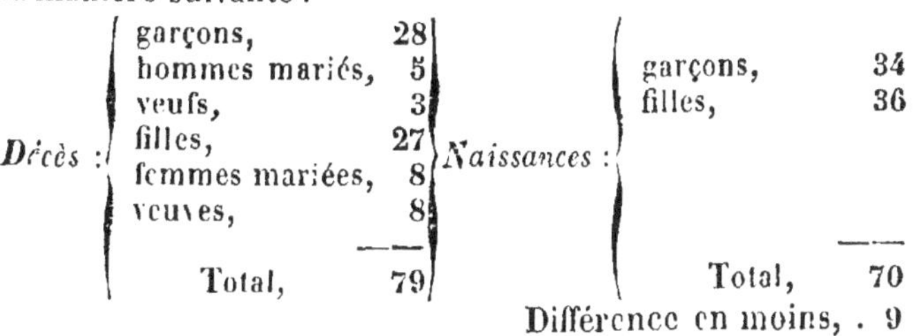

Décès :	garçons,	28	Naissances :	garçons,	34
	hommes mariés,	5		filles,	36
	veufs,	3			
	filles,	27			
	femmes mariées,	8			
	veuves,	8			
	Total,	79		Total,	70
				Différence en moins, .	9

(*) Moreau de Jonnès : Eléments de statistique.

Si la moyenne de la mortalité est minime à Avesnes, celle
des naissances l'est également. Il n'y a qu'une naissance sur
38 individus. La France donne en moyenne une naissance
sur 36 habitants. Dans les deux dernières années qui viennent de s'écouler la moyenne de la vie a été à Avesnes de
37 ans : c'est quatre années de plus que la moyenne de la
vie humaine dans toute l'Europe. Avant la découverte de la
vaccine et les progrès de l'hygiène publique elle était de
25 ans, elle est aujourd'hui de 33. Tout habitant d'Avesnes,
qui a dépassé les premières années de l'enfance, a l'espé-
rance de vivre jusqu'à un âge avancé. En effet, si nous
consultons les tables mortuaires de 1847, nous trouvons que
11 personnes ont dépassé la soixantième année, 9 personnes
la soixante-dixième, cinq la quatre-vingtième, et enfin deux
personnes ont dépassé la quatre-vingt-dixième année. Ainsi
sur 67 personnes décédées en 1847, il y en a 27 qui ont vécu
en moyenne plus de 73 ans. Ces chiffres parlent assez ; ils
indiquent que le séjour d'Avesnes est favorable et de beaucoup à la prolongation de la vie humaine.

On observe à Avesnes et dans ses environs deux maladies
qui, sans avoir toujours une grande gravité, sont cependant
assez sérieuses pour fixer l'attention de l'observateur : ce
sont les scrofules et le goître. La première de ces affections
est favorisée par l'humidité froide de l'atmosphère, car
c'est une maladie fréquente dans le nord de la France
chez les artisans malheureux. Le goître a été beaucoup plus
commun à Avesnes qu'il ne l'est aujourd'hui, cependant
c'est une maladie encore très-commune. La cause du goître,
attribuée jadis à l'humidité atmosphérique, par Saussure et
Fodéré, n'est plus admise depuis les recherches de M. de
Humboldt. Ce savant illustre a trouvé le goître très-com-
mun sur les plateaux de la Colombie, qui sont secs et sans
cesse battus par les vents. L'opinion qui donne pour
cause au goître l'usage de l'eau de neige, est toute aussi
gratuite, car cette maladie est endémique à Sumatra où l'on
n'a jamais vu tomber de neige tandis que les Groenlendais,
qui ne boivent que de la neige fondue, ne sont jamais atteints de goître. Suivant M. Boussingault, et cette opinion
est la plus vraisemblable, le goître est causé par l'usage
continu de l'eau désoxigénée. Ce phénomène est dû à la
présence de l'acide carbonique, de sels calcaires trop abon-

dants ou de subtances avides d'oxigène : telles que le fer, le soufre ou certaines matières organiques. Quelquefois le goître tient à des causes qu'il est impossible d'apprécier. Nous avons voulu voir si les eaux ne seraient pas pour quelque chose dans la fréquence du goître, et si on ne pourrait pas les regarder comme une des causes de la carie des dents si commune à Avesnes. Il existe à la partie inférieure de la ville une source abondante où chacun va puiser pour les besoins domestiques ; c'est la seule en usage ; analysée en 1810 par M. Tordeux, pharmacien,

Elle a fourni : Air atmosphérique 1/353 de son volume.
Acide carbonique 1/264   id.

9,350 grammes de cette eau évaporée à siccité ont donné un résidu pesant 3 grammes 49, et renfermant :

Muriate de magnésie,	0, grammes	590.
Magnésie,	0, id.	015.
Sulfate de soude,	0, id.	205.
Carbonate de chaux	0, id.	254.
Silice,	0, id.	010.

Comme on le voit, cette eau contient une faible proportion d'air atmosphérique 1/353 de son volume, au lieu de 35 centimètres cubes par litre. Cette particularité, jointe à la présence du carbonate de chaux, ne serait-elle pas pour quelque chose dans la production du goître dont nous avons parlé ? L'analyse de l'eau puisée à la rivière de l'Helpe nous intéressait beaucoup moins sous le rapport hygiénique, parce qu'elle ne sert en aucune façon aux besoins de l'économie domestique. Concurremment avec M. Lemoine, pharmacien à Avesnes, nous en avons soumis plusieurs litres à l'analyse : nous avons constaté la présence du carbonate de chaux, du carbonate de soude, de beaucoup de silice et d'une énorme quantité de détritus végétal qui la rendrait nuisible si elle servait aux besoins du ménage.

Consommation alimentaire. — En voyant le luxe et l'abondance qui nous environnent, on serait tenté de croire que nous vivons d'une manière plus substantielle que nos aïeux, que la viande de boucherie est plus commune sur nos tables, et qu'un vin généreux nous aide à réparer les forces dépensées par une vie active : c'est une erreur. Depuis un demi-siècle, la viande de boucherie diminue en France d'une manière notable. De 1830 à 1841, cette diminution, dans la France entière, a été de 8, 6/10 pour cent. Dans les grandes villes comme Paris, de 1812 à 1840 la consommation est tombée de 70 à 48 kilogrammes par tête. « MICHEL CHEVALIER. *Cours d'économie politique,* » 18e *leçon,* 1842. » En 1789, chaque parisien buvait annuellement 131 litres de vin, en 1840, il n'allait pas au-delà de 93 litres. La proportion de l'alcool au contraire a beaucoup augmenté : la consommation était de 30,000 hectolitres à Paris en l'an VIII; elle accuse aujourd'hui 49,000 hectolitres. En est-il ainsi à Avesnes? c'est ce qu'il est facile d'apprécier. La consommation en 1847 a été de :

Taureaux.	31,200 kilogrammes.
Bœufs.	32,825
Vaches	32,175
Génisses	25,850
Veaux (*)	14,730
Moutons	11,660
TOTAL	148,240 kilog.

Ces 148,240 kilog. de viande de boucherie répartis entre les 3,234 habitants donnent à chacun, pour toute l'année, 45 kilog. 838 grammes, quantité encore inférieure à celle fournie par la capitale. La viande de porc sera-t-elle du moins une compensation puisque c'est vers elle que s'est particulièrement dirigé l'appétit du pauvre dans ces dernières années. Il a été consommé en 1847, dans la ville d'Avesnes, 21,820 kilog. de viande de porc; ce qui donne en moyenne 6 kil. 777 gr. pour chaque habitant. Il n'y a eu que 425 hectolitres de vin de consommés; en compensation, 3,500 hectolitres de bière ont été absorbés par la population. Ces résultats sont tristes à accuser : en effet, qu'on prélève la quantité de viande consommée par les habitants aisés de la ville et la garnison, que restera-t-il

(*) Du 2e au 6e jour après leur naissance les veaux sont tués et apportés à Avesnes; très-peu ont au-delà de cet âge. Cette viande n'est pas *faite;* elle consiste presque entièrement en un mucus gélatineux, indigeste, et donnant lieu parfois à des accidents diarrhéiques.

On vend quelques veaux qui n'ont pas encore deux jours. A quoi servira, je le demande, une pareille nourriture, à l'artisan qui a besoin de réparer ses forces affaiblies par le travail? Cette question est digne de toute la sollicitude de l'autorité municipale et du conseil de salubrité.

pour la classe pauvre ? Une des causes qui tendent à déprimer chaque jour les forces de la génération qui commence, à empêcher son développement et sa maturité, c'est le manque d'une nourriture substantielle. De grands événements viennent-ils à surgir, la population guerrière est appelée sous les drapeaux : on entre en campagne, on fait la guerre ; mais bientôt c'est avec douleur qu'on voit près du tiers des hommes rester en arrière et encombrer les hôpitaux. C'est dans les grandes crises politiques, c'est pendant la durée des campagnes pénibles qu'on juge de la force physique d'une nation, et non pas au sein des loisirs et de la paix. La force morale s'affaisse bien souvent avec l'épuisement physique ; elle est plus énergique au contraire si elle est secondée par des organes puissants. Ce furent sans doute des hommes de cœur qui ont vaincu à Austerlitz, mais assurément aussi des hommes rompus à la fatigue et jouissant d'une santé robuste. Voilà pourquoi l'empereur Napoléon s'occupait d'une manière quelquefois très-minutieuse du bien-être matériel des soldats.

IV. — ÉDIFICES PUBLICS.

Les casernes sont situées à la partie ouest de la ville. Il y en a deux : la grande qui reçoit presque toute la garnison, et la petite où sont fixés les magasins et les ateliers. Elles peuvent contenir 1,400 hommes. La grande caserne est construite en marbre noir, sorte de carbonate de chaux fort dur qu'on tire des carrières qui environnent la ville. Cette pierre, qui dalle le rez-de-chaussée et forme escalier, a l'inconvénient de retenir presque toujours l'humidité, et oblige à se réfugier au premier étage. Les chambres sont peu élevées ; l'air circule néanmoins avec la plus grande facilité par les fenêtres et les portes largement percées. Les deux casernes se présentent dans de bonnes conditions de salubrité ; elles sont toutes deux très-éclairées par le soleil, et le vent qui court dans la plaine et sur les remparts vient sans cesse purifier les chambres de cette atmosphère nauséabonde, résultat nécessaire de la réunion d'un certain nombre d'individus.

Le collége, l'abattoir et l'hôpital se trouvent réunis à la partie inférieure de la ville. Ce voisinage trop rapproché résenterait des inconvénients dans une grande ville ; mais il n'a ici aucune influence fâcheuse sur la santé publique. Le collége est relativement assez vaste. L'abattoir est bien aéré ; les bestiaux ne sont abattus que séparément par les bouchers et en petit nombre à la fois. Les viandes, une fois dépecées, disparaissent ; on lave à grande eau, et il ne reste à la putréfaction aucun élément.

Hôpital. — Les hôpitaux n'existaient pas dans l'antiquité, chaque malade ayant le droit de se faire porter dans le temple d'Esculape ; c'est une œuvre moderne, elle a pris naissance dans les premiers siècles du christianisme. L'église, toute mutilée par des persécutions successives, sortit enfin des catacombes pour consoler ceux qui pleurent et qui souffrent. Ses premiers monuments furent une église et un hôpital. Il y eut un temple consacré à la prière où un peuple nouveau se réunit pour invoquer le même Dieu, et à côté du temple on éleva un édifice dans lequel les sectateurs du paganisme et les enfants de la religion nouvelle, réunis par la destinée du malheur, vinrent les uns et les autres demander la guérison et la vie. Les Chrétiens, par des dons volontaires, subvenaient à toutes les dépenses. A Rome, vers 380, ce fut le zèle d'une dame pieuse, nommée Fabiola, qui donna le premier élan et un hôpital fut fondé : de l'Italie, cette heureuse idée passa dans les Gaules. Au sixième siècle, Childebert fit construire un hôpital dans la ville de Lyon ; pendant le siècle suivant, saint Landry élevait l'Hôtel-Dieu de Paris. Les hôpitaux devinrent très-communs à l'époque des croisades ; ils servaient également aux voyageurs et aux pélerins qui y trouvaient une hospitalité passagère. Avesnes eut le sien ; il était situé à la partie inférieure de la ville, en dehors des fortifications, dans un lieu bas et humide. Le terrain sur lequel il était assis avait été cédé par la commune pour une rente de 4 sols. Détruit plusieurs fois pendant les guerres du Moyen-Age, et toujours rebâti sur le même emplacement, ce n'est qu'après la paix des Pyrénées qu'il fut complètement organisé. « De temps immémorial, il y a un hôpital à » Avesnes où les pauvres ont été entretenus et nourris » comme ils le sont encore (1694) et qui a toujours été » nommé hostellerie et hospital qui sont synonimes ; de » tout temps le dit hôpital a été sous la direction et admi-» nistration des mayeur, jurés et gens du magistrat du dit lieu..... Arrêt du 5 mars 1694. (*) » On nourrissait douze vieillards à l'hôpital d'Avesnes en 1781. Il est aujourd'hui sur le même emplacement que dans les siècles précédents ; mais la ville ayant pris de l'extension a reculé ses anciennes murailles et a fait disparaître le terrain marécageux qui entourait l'hôpital. Une vaste salle contenant 45 lits, et auprès de laquelle passe la rivière de l'Helpe, constitue maintenant l'hôpital proprement dit. On y reçoit les malades civils et militaires. Sans jardin, sans promenoir, lézardé sur toutes ses murailles, l'hôpital d'Avesnes semble demander le marteau du démolisseur, une nouvelle édification et un emplacement nouveau. On trouve près de lui un bâtiment servant d'asile à la vieillesse malheureuse et infirme, et où l'enfance reçoit les secours nécessaires à son inexpérience et à sa pauvreté.

Au Moyen-Age, Avesnes possédait encore un autre hôpital, également placé en dehors des fortifications, mais affecté à un genre spécial de maladie : c'était la lèpre. Cette horrible affection avait été rapportée d'Orient par les pélérins des Croisades ; elle était devenue tellement commune au treizième siècle que des milliers d'hôpitaux servaient, sous le nom de léproseries, à cacher les malheureuses victimes de ce fléau. L'effroi public la faisait regarder comme incurable et contagieuse; la prudence voulut qu'on séparât les lépreux du reste des hommes. La maladie, une fois bien constatée, le prêtre, revêtu de ses habits sacerdotaux, se rendait avec la croix, chez le lépreux, l'exhortait à la résignation, et après l'avoir arrosé d'eau bénite le conduisait à l'église où on chantait l'office des morts. Agenouillé au milieu de la nef et entouré de cierges, le patient assistait à la cérémonie des funérailles : il s'enveloppait ensuite d'un vêtement noir, espèce de suaire qui devait désormais le séparer du reste des vivants ; enfin après avoir entendu le *Libera*, reçu l'eau bénite une dernière fois, on le conduisait à sa nouvelle demeure la léproserie, et il n'était plus, pour les humains, qu'un objet digne d'horreur et de pitié. Plus tard, la lèpre disparut ou dégénéra en une autre maladie qu'on disait avoir été rapportée d'Amérique ; quoi qu'il en soit, les léproseries

(*) Nous devons ces renseignements à la bienveillance éclairée de M. Michaux.

se fermèrent peu à peu ; celle d'Avesnes, par un arrêt de
1693 fut donnée à l'hôpital de la ville. Il n'existe aujour-
d'hui des bâtiments anciens que quelques pierres noircies
par la fumée de l'incendie : la lèpre et les lépreux ont
disparu.

CONCLUSION.

A mesure que l'hygiène publique avancera dans la voie
du progrès, on tiendra compte de plus en plus de l'importance de la géographie médicale dont M. Boudin a donné
la première et savante impulsion. Ses grands principes, qui
embrassent le monde, sont cependant applicables aux petites
localités. Ainsi, pour revenir encore à la ville qui fait
l'objet de ce travail, nous dirons que le séjour d'Avesnes
est éminemment favorable au développement de toutes les
maladies des organes respiratoires et de la phthisie pulmonaire en particulier : c'est comme une terre fertile où la
prédisposition et le germe étant acquis, la maladie mar-
chera fatalement vers une terminaison funeste. Il est donc
prudent de ne pas se fixer dans cette ville lorsqu'on a des
raisons suffisantes pour croire qu'on a une poitrine délicate.
Ce conseil s'adresse également aux personnes pléthoriques,
dont la cou est très-court, qui sont sujettes aux maux de
tête et qui ont, comme on dit, une constitution apoplec-
tique. Nous avons, en effet, montré par des chiffres qu'une
partie notable de la population était emportée par les
affections cérébrales ; et, bien que l'âge et les excès puissent
revendiquer une large part dans ce genre de mortalité, il
n'en est pas moins vrai qu'un certain nombre d'habitants
succombent frappés d'une fièvre cérébrale sans qu'on puisse
attribuer ce malheur à aucune cause connue. Nous signa-
lons au contraire comme favorable le séjour prolongé
d'Avesnes à ceux qui ont souffert des fièvres de marais,
qu'elles aient été intermittentes ou continues ; à tous ceux
qui, après avoir vécu sur le sol africain ou dans nos colonies
fiévreuses, reviennent en France avec une santé délabrée.
A Avesnes, ces fièvres sont presque inconnues.

Si on compare l'état sanitaire actuel de la ville avec celui
des siècles précédents, on observe une amélioration bien
remarquable. Du onzième siècle, époque de sa fondation,
jusqu'au milieu du dix-septième, Avesnes eut à souffrir de
dix-huit épidémies, dont quelques-unes furent si redouta-

bles que la ville fut en partie abandonnée. La *pesté noire*
des historiens du temps qui a beaucoup de ressemblance
avec le choléra de nos jours, la lèpre et probablement les
fièvres pernicieuses firent un grand nombre de victimes.
Les bois, qui ont aujourd'hui entièrement disparu, entou-
raient les remparts ; de nombreux marais recevaient les
détritus organiques détachés sans cesse du tronc des arbres
par la mortification, une exubérante végétation croupissait
dans les bas fonds qui avoisinent encore aujourd'hui le
côté nord de la ville ; ajoutez à cela l'étroitesse et la mal-
propreté des rues non pavées, le prix exorbitant de ce que
nous appelons aujourd'hui le comfort, enfin l'ignorance des
notions essentielles de l'hygiène et vous aurez le secret de
l'intensité des affections épidémiques qui désolèrent ce
malheureux pays au Moyen-Age. A dater de l'occupation
française (1659), la connaissance de l'hygiène descend peu
à peu des sommités sociales aux dernières classes de la
société. Les rues s'élargissent et se pavent, on fore des
puits pour l'assainissement général, les habitants eux-
mêmes deviennent soigneux de leur personne : Avesnes
n'est plus décimée par aucune épidémie, la constitution
médicale était changée. Dans les dernières années de l'em-
pire la population d'Avesnes augmente ; puis tout-à-coup
les conditions hygiéniques de la localité se modifiant, la
mortalité augmente à son tour. Les blessés français évacués
des hôpitaux de Mayence à cause d'une méningite contagieuse, sont transportés à Avesnes où ils sont reçus avec
les égards dus à la confraternité malheureuse. La contagion
atteint les habitants ; quatre-vingts d'entre eux deviennent
les victimes du fléau. On comprend facilement d'après ces
faits pourquoi, malgré son immense fécondité, la population
française n'augmenta jamais d'une manière sensible ; le
chiffre de la mortalité égalait à peu près celui des nom-
breuses naissances. Aujourd'hui plusieurs des conditions
premières sont changées : les hommes de notre époque,
par de magnifiques travaux, ont créé une science inconnue
au Moyen-Age, l'hygiène publique et privée. C'est elle qui
a répandu sa vive lumière sur le monde entier ; les bienfaits
de la civilisation ne sont qu'une conséquence de ses découvertes. On a étudié l'influence de l'air atmosphérique sur
la constitution des individus, la composition des terrains,
des eaux, des substances alimentaires. L'hygiène, après

avoir étendu ses lois sur l'ensemble des grands travaux publics est descendue peu à peu dans l'humble demeure du pauvre, et lui a montré à jouir des produits de l'industrie manufacturière. Les tissus par la modicité de leur valeur, les ustensiles de la vie domestique, enfin toutes les choses nécessaires à l'existence se sont faites d'un prix minime pour être à la portée de toutes les bourses. Malgré les détracteurs du temps présent, il faut avouer que le sort des masses est bien préférable a celui des générations passées. Tel produit manufacturier que l'artisan achète pour son usage journalier eut été autrefois un objet de luxe. Le résultat de tous ces progrès est précieux ; c'est la longévité.

Si maintenant on considère la question sous un autre point de vue, on reconnaît que l'instruction ayant pénétré dans les dernières classes de la société moderne a fait prédominer les actes intellectuels sur ceux de la vie matérielle. Le cerveau, sous l'influence d'une surexcitation constante, gêne souvent les actes de la vie nutritive. L'ambition ou les rêves politiques ont remplacé la quiétude d'esprit et la tranquillité de nos ancêtres. Nous avons vu plus haut que les Français d'aujourd'hui mangent beaucoup moins de viande que leurs aînés des siècles précédents. Ne doit-il pas résulter de ces faits une faiblesse ou une aberration dans les produits de la vie elle-même, dans la puissance génératrice? C'est ce qui a lieu, puisque les trente-cinq millions d'hommes composant aujourd'hui la grande famille française, donnent à peine un chiffre supérieur en naissances à celui des vingt-quatre millions et demi des habitants de la France avant 1789. Ainsi nos pères jouissaient d'une exubérance procréatrice que nous n'avons pas ; mais nous savons mieux qu'eux et plus longtemps conserver l'existence acquise.

Espérons que la science qui a déjà tant fait pour l'humanité saura la première trouver dans son zèle et sa patience le secret de donner à l'homme une existence encore plus longue et plus heureuse.

D^r. LEROY-DUPRÉ.

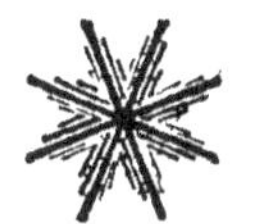

www.ingramcontent.com/pod-product-compliance
Lightning Source LLC
Chambersburg PA
CBHW071303130726
47998CB00003B/1316